Baja En Carbohidratos

Fácilmente Perder Peso Rápidamente Y Sentirse Fantástico (Recetas Fáciles De Hacer Bajas En Carbohidratos)

Melin Parra

Publicado Por Daniel Heath

Baja En Carbohidratos: Fácilmente Perder Peso Rápidamente Y Sentirse Fantástico (Recetas Fáciles De Hacer Bajas En Carbohidratos)

ISBN 978-1-989808-15-3

Se establece que la información que contiene este documento es veraz y coherente, ya que cualquier responsabilidad, en términos de falta de atención o de otro tipo, por el uso o abuso de cualquier política, proceso o dirección contenida en este documento será responsabilidad exclusiva y absoluta del lector receptor. Bajo ninguna circunstancia se hará responsable o culpable de forma legal al editor por cualquier reparación, daños o pérdida monetaria debido a la información aquí contenida, ya sea de forma directa o indirectamente.

Los respectivos autores son propietarios de todos los derechos de autor que no están en posesión del editor.

La información aquí contenida se ofrece únicamente con fines informativos y, como tal, es universal. La presentación de la información se realiza sin contrato ni ningún tipo de garantía.

TABLA DE CONTENIDO

Parte 1 1

Introducción 2

¿Qué Es Una Dieta Baja En Carbohidratos? 3

Tipos De Dietas Bajas En Carbohidratos 12

Recetas Simples Y Fáciles De Seguir Bajas En Carbohidratos 23

Cómo Perder Peso Con Dietas Bajas En Carbohidratos 33

Otros Consejos Esenciales Para Perder Peso Con Una Dieta Baja En Carbohidratos 38

Conclusión 42

Parte 2 43

Introducción 44

Cazuela De Brócoli Para Desayuno-Almuerzo 46

Desayuno Ingles 48

Frittata De Cheddar Y Tocino 50

Muffinsde Queso Y Salchicha 51

Horneado De Salchicha Y Espinaca 52

Quichede Tocino Y Queso Suizo 54

Pie Sin Corteza De Brócoli, Tocino Y Queso 56

Cuadros De Quiche De Salchicha 58

Pie De Cebolla Y Tocino 60

Quichede Tomate Fresco Y Albahaca 62

Huevos Revueltos Con Chile Verde 64

Huevos Revueltos Con Queso Feta 65

Quiche Espinaca 66

Huevos Revueltos Suizos 68

Huevos Revueltos Con Pimientos Rojos Asados Y Aguacate 69

Tortilla De Huevos De Vegetales.. 71

Huevos Horneados Cremosos 73

Cazuela De Chile Relleno 75

Huevos Al Queso Crema 77

Parte 1

Introducción

Yo quiero agradecerte y felicitarte por descargar este libro.

Este libro contiene pasos y estrategias probadas sobre cómo implementar efectivamente la dieta baja en carbohidratos correcta dependiendo en tu estilo de vida y problemas de peso. Te ayudará a entender todo lo que necesitas saber sobre éste tipo de dieta. También cuenta con un capítulo dedicado a recetas fáciles que puedes hacer. Este eBook ofrece consejos y otras guías y técnicas en cómo perder peso y mantener tu figura ideal.

¡Muchas gracias nuevamente por descargar este libro y espero que lo disfrutes!

¿Qué es una dieta baja en carbohidratos?

¿Qué es una dieta baja en carbohidratos?¿Es una manera efectiva para perder peso? Este tipo de dieta se presenta en varias formas, pero pone énfasis en comidas con alto contenido en grasa y proteína, y una porción limitada de carbohidratos.
Mientras esta dieta es principalmente utilizada para perder peso, también hay ciertos tipos que proporcionanmuchos más beneficios para la salud.

Una dieta baja en carbohidratos es adecuada para las personas que deseen cambiar sus hábitos alimenticios y perder peso. Asegúrate de consultar a tu doctor antes de comenzar con éste tipo de dieta, o cualquier régimen dietario, en especial si te encuentras bajo tratamientos y medicaciones.

Los carbohidratos, que son un tipo de macronutriente, pueden ser adquiridos enmuchas comidas y bebidas. Hay muchos tipos de carbohidratos que pueden ser encontrados en alimentos de origen vegetal, que incluyen los granos. Los carbohidratos complejos o fibrosos pueden ser encontrados en legumbres y granos enteros, mientras que los menos complejos son encontrados en frutas y leche. Los carbohidratos refinados o simples son añadidos por fabricantes de alimentos a la comida procesada, como las golosinas, pasteles dulces, sodas, pastas, y pan blanco.

Los carbohidratos son utilizados por el cuerpo como su mayor fuente de combustible. Durante el proceso de digestión, los almidones y el azúcar de la comida que has consumido se descomponen en azúcares simples. Esto se transforma en glucosa o azúcar en sangre y es distribuido a tu torrente sanguíneo. Por otro lado, los carbohidratos complejos resisten la digestión y proporcionan otro propósito en el cuerpo aparte de actuar como combustible.

Cuando el nivel de azúcar en sangre del cuerpo aumenta, el sistema automáticamente libera insulina, ayudando a las células a absorber glucosa. La mayoría de la glucosa te da energía cuando te encuentres realizando actividades, que incluyen desde la más agotadora actividad física hasta la más simple, como respirar. La glucosa que sobra en tu cuerpo va hacia los músculos, células e hígado, y es almacenada para su uso luego o puede llegar a ser convertida en grasa.

Entonces, ¿Cómo una dieta baja en carbohidratos ayuda a perder peso? Con un ingreso de carbohidratos disminuido en tu sistema, también tendrás niveles bajos de insulina. Sin una fuente de combustible suficiente, tu cuerpo quemará la grasa almacenada para reunir la energía necesaria y esto es lo que causará la pérdida de peso.

¿Qué es lo que puedes comer?

La comida que comas mientras sigas una dieta baja en carbohidratos depende de varios factores, que incluyen tu salud en general, la cantidad de peso que necesites perder, y todos los tipos de actividades físicas en las que te involucres con frecuencia.

Aquí hay una simple guía con la que puedes comenzar cuando se trate de este tipo de dieta:

Qué comer: frutas, vegetales, semillas, grasas, huevos, pescado, ciertos tubérculos, carne, granos sin gluten, aceites saludables, y productos lácteos con un contenido de grasa alto.

Lo que deberías evitar: productos que están altamente procesados y que contienen bajo contenido de grasa, trigo, azúcar, grasas trans y aceites de semillas.

Antes de continuar discutiendo sobre las comidas que necesitas incluir en tu plan alimenticio diario, aquí hay siete comidas que debes evitar:

1. Azúcar. Esto significa que no puedes o debes limitarte a ingerir una cantidad mínima de helado, bebidas sin alcohol, jugos de frutas, pasteles dulces, golosinas y muchos más.

2. Granos con gluten. Evita comer granos, como espelta, centeno, trigo y cebada, también pastas y panes.

3. Grasas trans. Estas grasas incluyen los tipos de aceites hidrogenados o semi-hidrogenados.

4. Aceites vegetales o aceites de semillas con alto contenido de Omega 6. Mantente alejado de los aceites, como el de girasol, de algodón, de maíz, de cártamo, de canola, de pepitas de uva, y de soja.

5. Endulzante artificial. Si realmente tienes que usar uno, elige stevia, y mantente alejado de ciclamatos, sacarina, cesulfamo de potasio, sucralosa y aspartamo.

6. Productos dietéticos y los que tienen bajo contenido de grasa. La comida en esta categoría incluye galletas, gran cantidad de productos lácteos, cereales y muchos más.

7. Comida que está altamente procesada. Si realmente quieres seguir esta dieta, de ahora en más, deberás leer las etiquetas de la comida que compres. Lee los ingredientes cuidadosamente, incluso los ingredientes de la comida etiquetada como saludable.

Comidas que son Bajas en Carbohidratos.

Aquí hay algunos ejemplos de comida no procesada que contiene bajas cantidades de carbohidratos:

· Vegetales - los mejores incluyen el brócoli, las zanahorias, la coliflor y la espinaca.

· Pescado - es mejor comer los pescados salvajes. Los más adecuados para esta dieta son la trucha, el abadejo y el salmón.

· Grasas y aceites, que incluyen la manteca

de cerdo, el aceite de hígado de bacalao, la manteca de leche, aceite de oliva y de coco.

· Nueces y semillas - las mejores opciones son las nueces de nogal, almendras, y semillas de girasol.

· Huevos que provienen de pollos pastados o enriquecidos con Omega-3

· Frutas - tus mejores opciones incluyen frutillas, naranjas, arándanos, peras, y manzanas.

· Lácteos de alto contenido graso - yogur, queso, crema de leche entera y manteca.

· Carne - elige el tipo de carne que proviene de animales pastados, que incluye el cordero, pollo, cerdo, y carne de res.

Si debes perder una gran cantidad de peso, deberás asegurarte de consumir una cantidad moderada de nueces y queso. Tu consumo de fruta tampoco debe ir más allá de una por día, pero eso dependerá del tipo de dieta baja en carbohidratos que vayas a seguir.

Para las personas que no requieren perder demasiado peso, y estén sanas e involucradas en varias actividades físicas, también pueden incluir los siguientes en sus comidas:

· Granos sin gluten, que incluyen la quínoa, el arroz y la avena.

· Tubérculos, como las batatas y las papas.

· Legumbres, como los frijoles negros, frijoles pintos y las lentejas.

Las siguientes comidas pueden ser digeridas, pero sólo con moderación:

· Vino - elige los vinos secos que no contienen ni carbohidratos, ni azúcar agregada.

· Chocolate amargo - asegúrate de comprarloorgánico, con un porcentaje igual o mayor de 70 por ciento de cacao.

Aquí hay algunos ejemplos de comidas que puedes disfrutar como refrigerio:

· Té

· Soda carbonatada que no contenga ningún endulzante artificial

- Café
- Agua

También puedes compensar la regla de una fruta por día agregando muchos vegetales en tu dieta, especialmente aquellos que aspiran a consumir menos de 50 gramos de carbohidratos por día.

Tipos de Dietas Bajas en Carbohidratos

Muchos tipos de dietas bajas en carbohidratos han estado en existencia por una gran cantidad de años. La mayoría de ellas ganaron popularidad debido al gran número de personas que están atestiguando por su eficacia. Algunas variedades han sido más controvertidas, pero ahora la mayoría de ellas están recibiendo el reconocimiento general. Esto se debe al papel efectivo de la dieta en la pérdida de peso, así como a los grandes signos de mejoras en la salud.

Toma en cuenta que no todos los tipos de dietas bajas en carbohidratos son iguales. Para ayudarte a elegir cuál es la mejor para ti, aquí están los 8 regímenes dietarios más populares:

1. La típica

La definición de esta dieta no es definitiva. Se conoce por distintos nombres, como "restringida en carbohidratos", "baja en carbohidratos" o "dieta baja en carbohidratos". Comparada con la dieta común Occidental, esta dieta tiene mayores cantidades de proteína y menores cantidades de carbohidratos. Comidas basadas típicamente en nueces, vegetales, grasas saludables, pescados, carnes, semillas, y frutas. Permite la ingesta mínima de papas, bebidas azucaradas, granos, y comida chatarra con alto contenido de azúcar.

Tu consumo de carbohidratos va a depender en la cantidad de peso que pretendas perder y otras preferencias. Las siguientes guías te ayudarán a diseñar tu plan para este tipo de régimen dietario.

· Por debajo de 50 gramos de carbohidratos por día. Esto te ayudará a perder peso rápido. La regla es comer frutas que se limitan a las bayas de bajo índice glucémico y muchos vegetales.

· De 50 a 100 gramos por día. Ésta es una gran cantidad para ellos que sólo mantienen su peso o para una pérdida de peso constante. Puedes comer una variedad de frutas y vegetales, si este es tu objetivo.

· De 100 a 150 gramos por día. Es preferido por aquellos que ejerciten con alta intensidad. Esto te permitirá mantener tu peso ideal. Puedes comer una variedad de frutas y ciertas comidas con almidón, como las batatas y papas.

2. Dieta Cetogénica

Esta dieta requiere de un consumo alto en grasas y bajo en carbohidratos. También es conocida como "ceto". Lo que consumas, ayudará al cuerpo a alcanzar el estado metabólico llamado cetosis. Este tipo de dieta se usó originalmente como un medicamento para tratar la epilepsia refractaria en niños. También hay estudios que atribuyen la dieta como beneficiosa a ciertas afecciones neurológicas y metabólicas. Hoy en día es una de las dietas más populares para perder peso, que es efectiva para suprimir el apetito y ahora es seguidaincluso por atletas y físico culturistas.

La dieta requiere de una cantidad suficiente de proteína, baja en carbohidratos y un consumo alto en grasas, que apunta a forzar al sistema aquemar grasas, en vez de carbohidratos para combustible. Sin obtener suficiente glucosa, el hígado convierte la grasa en ácidos grasos y cuerpos cetónicos automáticamente. Éstos últimos van al cerebro y le sirve al cuerpo como fuente de energía en reemplazo de la glucosa faltante. Cuando el nivel de cuerpos cetónicos en sangre aumenta, el cuerpo entrará en estado de cetosis. Esto es lo que ayuda en la reducción de las crisis epilépticas.

Los cuerpos cetónicos o cetonas son moléculas solubles en agua. Pueden suministrar energía que el cerebro necesite yendo por la barrera hematoencefálica. Es importante tener en cuenta que tu cerebro aún requiere una cantidad de glucosa, la cual es producida por el sistema a través del proceso denominado gluconeogénesis.

La dieta cetogénica tiene muchas variedades. Hay tipos que tienen reglas estrictas cuando se trate del consumo proteico, ya que demasiada proteína en el sistema puede llevar a la reducción de la cantidad de cetonas que son producidos. Éste tipo de dieta requiere alto consumo de grasas y proteínas, y en general, menos de 50 gramos de carbohidratos por día o idealmente, alrededor de 20 a 30 gramos. Su forma más convencional es llamada DCE o la dieta cetogénicaestándar. Existen otras variedades de esta dieta que incluyen más carbohidratos que la estándar, como por ejemplo:

DCC o Dieta Cetogénica Cíclica – Sigues la regla de la dieta estándar en la mayoría de los días de la semana, exceptuando un día o dos, en los que cambiarás por una dieta rica en carbohidratos.

DCA o Dieta Cetogénica Adaptada – Añades pequeñas cantidades de carbohidratos en tu dieta cuando sea que ejercites o en los días en que hagas entrenamiento de alta intensidad.

3. La Dieta Atkins

Este puede ser que sea el régimen dietario bajo en carbohidratos más popular hasta la fecha. Requiere la reducción del consumo de carbohidratos mientras consumes tantas grasas y proteínas como desees. Necesitarás pasar por estas fases cuando sigas éste tipo de dieta:

· Inducción – Esta primera fase durará dos semanas. Requiere que consumas por debajo de 20 gramos de carbohidratos cada día.

· Balanceo – Tendrás que agregar frutas, nueces y vegetales bajos en carbohidratos gradualmente en tu menú de todos los días.

· Afinado – Asegúrate de que monitorees tu peso cuidadosamente. Cuando estés cerca de llegar a tu peso ideal, consume más carbohidratos para desacelerar la velocidad de pérdida de peso.

· Mantenimiento – Ahora escucharás atentamente a tu cuerpo. Eres libre de comer la cantidad de carbohidratos saludables que desees en tanto tu cuerpo responda bien y tienes certeza de que no ganarás el peso que ya has perdido.

Este plan dietario ha existido por más de

cuatro décadas, y a través de los años, más y más gente se beneficia de su plan para la pérdida de peso. Muchos estudios han demostrado que es seguro y efectivo.

4. Eco-Atkins

Esta es una versión vegana de la popular dieta Atkins, lo que significa que comerás ingredientes y comida que derivan de las plantas. Estos ingredientes contienen grandes cantidades de grasas y proteínas, como las nueces, el gluten, aceites de plantas, y la soja. La proporción ideal de tu dieta diaria es 45 por ciento calorías que vienen de grasas, 30 por ciento de proteínas, y 25 por ciento de carbohidratos.

Ésta puede llegar a contener un porcentaje mayor de carbohidratos que la dieta Atkins, pero se sabe que causa mayor pérdida de peso y también es eficaz cuando se trate de ciertos problemas de salud, como dolencias en el corazón.

5. Dieta Paleo baja en carbohidratos

Esta variedad de dieta está entre las más

seguidas y populares en el mundo. Las comidas que deberías consumir son del tipo que ha existido en la era Paleolítica, de allí viene el nombre. Para los defensores de esta dieta, consumir este tipo de comidas es una parte importante de la evolución humana y que volver a su práctica puede traer muchos beneficios a la salud. Aparte de la pérdida de peso, esta dieta es eficaz cuando se trate de problemas del corazón y para la reducción de azúcar en sangre.

Esta dieta requiere que consumas huevos, pescado, tubérculos, semillas, mariscos, nueces, frutas, carnes, y vegetales. Esta dieta estricta no permite el consumo de ningún tipo de productos lácteos, comida procesada, legumbres, granos, y añadido de azúcar. Puede que no sea una dieta baja en carbohidratos al momento de definirla, pero sigue la idea cuando es practicada.

6. Baja en Carbohidratos, Alta en Grasas (BCAG)

El foco de esta dieta está en mayoría en los huevos, los productos lácteos, carnes, mariscos, pescados, grasas saludables, vegetales, y nueces. El consumo ideal de carbohidratos va desde por debajo de los 100 gramos hasta por debajo de los 20 gramos. Este tipo de dieta se volvió popular primero en Suecia y otros países Nórdicos, pero ahora ha ganado seguidores en todo el mundo. La atención se centra principalmente en comida no procesada e integral, con una ingesta de carbohidratos bastante estándar.

7. Dieta Mediterránea Baja en Carbohidratos

Esta es mayormente preferida por los profesionales de salud. La comida que comerás será del tipo de se consumía en los países mediterráneos al principio del siglo XX. Es similar a la dieta mediterránea básica, pero esta variedad limita la ingesta de comidas ricas en carbohidratos, como los granos enteros. Aparte de perder peso, esta dieta tiene otros beneficios para la salud, que incluyen la prevención del cáncer de mama, diabetes tipo 2, y dolencias del corazón. A diferencia de las variedades regulares de dietas bajas en carbohidratos, ésta hace énfasis en el consumo de aceite de oliva extra virgen más que cualquier otra grasa, y mayor foco en pescados grasos que en carne roja.

8. Cero Carbohidratos

Esta variedad de dieta incluye comidas que derivan del reino animal, como los huevos, la carne, el pescado, y grasas animales, que incluyen la manteca de cerdo y de leche. También puedes poner especias y sal a tus platos si así lo prefieres. Hay personas que prefieren éste régimen pero es importante tener en cuenta que si te abstienes de tomar incluso una pequeña cantidad decarbohidratos, carecerás de nutrientes vitales, como la fibra y la vitamina C.

¿Cómo eliges la dieta baja en carbohidratos apropiada?

Ten en cuenta que los efectos de la dieta no son los mismos en personas distintas. Debes elegir el tipo de dieta que piensas que funcionará con tu estilo de vida, tus objetivos de peso, y lo que tu doctor te recomiende dependiendo de tu estado de salud general. Además deberás elegir la variedad de dieta baja en carbohidratos que tú puedas seguir para poder obtener resultados positivos del proceso.

Recetas Simples y Fáciles de Seguir Bajas en Carbohidratos

Aquí hay algunas recetas bajas en carbohidratos que puedes añadir a tu menú. Son fáciles de hacer y la mayoría de los ingredientes son fáciles de conseguir.

Receta #1: Bocados de huevo y salchicha

Los siguientesingredientes rinden para 6 porciones pequeñas o 4 grandes de este plato: un pequeño manojo de hojas verde oscuras (puedes usar espinaca, acelga, hojas de remolacha o col rizada), 10 huevos, 2 tazas de salchichas sin cocinar (desmenuzadas), y un poco de perejil (puedes sustituirlo con cualquier hierba que desees).

Corta los verdes en tiras finas, saltéalos en una sartén caliente con aceite o manteca en fuego medio. Pon la salchicha, continúa cocinando hasta que la carne esté cocida. Remueve del fuego. Transfiérelo a un bol, añade perejil y huevos y bate. Vierte la mezcla en una sartén engrasada. Cocina en un horno precalentado a 375 grados. Deja que se enfríe un poco una vez terminado de cocinar y corta en cuadrados.

Receta #2: Vegetales Fritos y Huevos

Los ingredientes que necesitarás para hacer este plato son: mezcla de verduras congeladas (descongelada), espinaca, especias que prefieras y aceite de coco.
Primero, calienta el aceite en una sartén a fuego medio-alto. Pon los vegetales descongelados y fríelos. Añade 3 o 4 huevos, pon las especias y continúa cocinando. Pon la espinaca y saltea todo hasta que esté cocido. Servir caliente.

Receta #3: Waffles Picantes con Queso

Para hacer 6 waffles, necesitarás una taza de coliflor crudo (pon el vegetal en un procesador hasta que la consistencia sea como de migas gruesas), 2 huevos, media cucharadita de pimienta, una cucharada de cebollín, una cucharadita de cebolla en polvo y otra de ajo en polvo, una taza de queso mozzarella procesado (corta el queso antes de ponerlo en el procesador) y 1/3 taza de queso parmesano rallado. Como una opción, puedes añadir tomates secos y perejil fresco.

Pon todos los ingredientes juntos y mezcla hasta que estén bien combinados. Vierte la mezcla en una máquina de hacer waffles y cocina cada uno por 4 o 6 minutos. Remueve los waffles y deja enfriar antes de servir. Puedes refrigerar la mezcla restante para utilizar luego.

Receta #4: Desayuno Combinado de Panceta y Huevos

Aunque la panceta sea una carne procesada, aún puedes consumirla de vez en cuando porque es baja en carbohidratos. Para cocinarla, fríe la panceta en una sartén y transfiérela a un plato. Fríe los huevos usando el aceite restante de la grasa de la panceta, añade algunas especias, si así lo prefieres, como cebolla en polvo, ajo en polvo y sal marina. Tu desayuno está listo en una cuestión de minutos.

Receta #5: Ensalada Saludable de Mango y Palta con Pollo Grillado

Para hacer 2 porciones de esta ensalada, necesitarás 12 onzas de pechuga de pollo grillado (rebanado), una taza de mango cortado, una taza de palta cortada, 6 tazas de lechuga manteca bebé roja, y 2 cucharadas de cebolla cortada. Usa vinagreta como aderezo, que requiere de los siguientes ingredientes: 2 cucharadas de vinagre blanco balsámico y otras 2 de aceite de oliva, y sal y pimienta al gusto.

Primero, prepara la vinagreta mezclando todos los ingredientes. Aparta esto para seguir con la ensalada. En un bol, pon los mangos, la palta, la cebolla roja, y el pollo y mezcle bien. Coloca las hojas bebé en un plato para servir, pon la mezcla de ensalada y rocíala con el aderezo. Sirve y disfruta.

Receta #6: Albóndigas Suecas

Los ingredientes que siguen rinden para 22 albóndigas: una libra de carne picada de res (93 por ciento magra), 1 huevo, 1 cucharadita de aceite de oliva, 1 tallo de apio (picado), 1 cebolla (picada), 1/4 taza de perejil picado, un diente de ajo (picado), 2 tazas de caldo de carne (con contenido de sodio reducido), 1/4 taza de migas de pan condimentadas, media cucharadita de pimienta de Jamaica, 2 onzas de queso crema light, y sal y pimienta al gusto.
Pon el ajo y las cebollas en una cacerola calentada a fuego medio con aceite y saltea por 5 minutos. Añade el perejil y el apio y cocina por 4 minutos. Remueve del fuego y deja enfriar.

En un bol, pon la carne, las migas de pan, el huevo, la pimienta de Jamaica, sal, pimienta y la mezcla de cebolla cocida. Mezcla hasta que todo esté biencombinado. Forma albóndigas usando tus manos.

Vierte el caldo de carne en una cacerola a fuego medio-alto hasta que hierva. Cambia el fuego a medio-bajo y deja caer las albóndigas en el caldo. Cubre la cacerola y deja cocinar por 20 minutos. Remueve las albóndigas y transfiérelas a un plato para servir. Hazlo a un lado. Cuela el caldo y ponlo en una batidora. Añade el queso crema y procesa hasta que obtengas una consistencia suave. Transfiere a una cacerola a fuego bajo y déjalo hervir hasta que sea de consistencia gruesa.
Vierte esta preparación sobre tus albóndigas y decora con perejil antes de servir. También puedes servir las albóndigas con fideos.

Receta #7: Salmón Horneado

Para hacer 4 porciones de este plato, necesitarás una libra de salmón

(descongélalo si usas congelado), 4 cucharadas de manteca suavizada, sal y pimienta al gusto, y ajo en polvo.
Forra una placa con papel aluminio y coloca el pescado. Sazona con ajo en polvo, sal y pimienta. Esparce manteca sobre toda la superficie del pescado. Hornea en un horno precalentado a 425 grados por 12 minutos o más, en el caso de que el salmón sea grueso. Si el pescado es finito, reduce el tiempo de cocción para prevenir que se sobre cocine.

Receta #8: Ensalada de Repollo Baja en Carbohidratos

Los siguientes ingredientes rinden 6 porciones de este plato: 16 onzas de repollo cortado, una cucharada de crema batida (puedes sustituirla con leche de coco no endulzada), una cucharada de sustituto de azúcar, media taza de mayonesa, una cucharada de vinagre y 1/8 cucharadita de pimienta
En un bol, mezcla todos los ingredientes excepto el repollo. Una vez que todo esté

bien combinado, pon el repollo cortado con el aderezo. Transfiérelo a un contenedor y cúbrelo. Refrigéralo por la noche y deja que los sabores se filtren por los vegetales. Sirve al día siguiente.

Receta #9: Ensalada Básica de Pepino

Los siguientes ingredientes rinden para 4 porciones de esta receta fácil de seguir: 1 1/2 pepinos largos ingleses y de 1 a 2 cucharaditas de sal, 2 cucharadas de cilantro fresco (picado), 4 cebollas verdes (cortadas), una cucharadita de ralladura de limón, 1/4 taza de jugo de limón fresco, 1/4 taza de aceite de oliva extra virgen y pimienta recién molida a gusto.

Rebana los pepinos finamente, ponlos en un colador y espolvorea con sal. Deja el colador en la pileta por una hora. Enjuaga las rebanadas de pepino, y asegúrate de haber removido la sal restante. Pon las rebanadas en toallas de papel para drenar el exceso de humedad.

En un bol, combina el resto de los ingredientes hasta que tengas tu aderezo para la ensalada. Pon las rebanadas de pepino junto con el aderezo y sírvelo. Si quieres una ensalada con más sabor, refrigera la mezcla durante la noche antes de servir.

Receta #10: Deliciosas Papas de Col

Esto es algo que puedes comer como un refrigerio o cuando sea que lo desees. Prepara los siguientes ingredientes para hacer tus propias papas saludables: 8 paquetes de col rizado (retira los tallos duros y desgarra en trozos pequeños), sal a gusto y 2 cucharadas de aceite de coco extra virgen (derretido y caliente).

Lava la col y déjala secar. Ponla en un bol y luego añade el aceite caliente. Cubre el bol y agítalo para cubrir todas las hojas con aceite. Esparce las hojas en una placa para horno y espolvorea con sal. Cocina en un horno precalentado a 325 grados por 20 minutos o hasta que estén crujientes, y sirve.

Cómo Perder Peso con Dietas Bajas en Carbohidratos

Una dieta baja en carbohidratos has sido probada eficaz para perder peso. Si crees que no está funcionando, debe haber algo que estés haciendo mal. Toma en cuenta que hay personas que dejan de perder peso incluso antes de alcanzar sus objetivos.

Si piensas que este tipo de dieta no te está funcionando, aquí están las razones principales sobre por qué y qué es lo que puedes hacer para revertir los efectos. Aprendiendo de los errores comunes, también entenderásel modo en que funciona esta dieta como ayuda para perder peso.

1. No estás disminuyendo la cantidad adecuada de carbohidratos.

Debes observar tu cuerpo en el trascurso de la dieta. Si crees que has dejado de perder peso incluso antes de alcanzar tu objetivo, puedes añadir la cantidad de carbohidratos que redujiste. Comienza a consumir por debajo de 50 gramos por día. Esto puede ser logrado quitando porciones de frutas que comes o conformarte con digerir una pequeña cantidad de bayas. Si esto no funciona, puedes ir por debajo de los 20 gramos de carbohidratos por día. Esto significa que tu dieta estaría compuesta de grasas saludables, verduras verdes y frondosas, y proteína. Observa cómo tu cuerpo reacciona a los cambios antes de volver a tu típica ingesta diaria baja en carbohidratos.

2. Has estado haciendo esto por mucho más tiempo del que se recomienda.

La disminución en el consumo de carbohidratos debe ser hecha en ciclos. Esto es practicado incluso por aficionados a la aptitud física, como modelos y físico culturistas. Ellos pasan por ciclos de volumen y definición. La manera más segura de hacerlo es con la dieta baja en carbohidratos por unos meses, y luego proceder a mantener el peso perdido por dos meses al mismo tiempo que aumentar masa muscular antes de volver a la dieta. Durante el período de volumen, no debes dejarte llevar por la comida no saludable porque esto volverá el mantenimiento de peso más difícil.

3. Ya estás perdiendo grasa pero no te has dado cuenta de los cambios.

No puedes medir el éxito de tu dieta pesándote todos los días. Hazte un tiempo para hacerlo de manera regular, pero no esperes que tu peso disminuya siempre. El proceso no es lineal y mientras la tendencia no permanezca estancada durante mucho tiempo, entonces estás en el camino correcto.

Perder peso no es lo mismo que perder grasa. Usa una cinta métrica para medir las partes de tu cuerpo para determinar si estás adelgazando. También puedes monitorear tu progreso tomándote fotografías. Mientras veas que hay progreso, la dieta va a estar funcionando, incluso aunque la balanza muestre algo diferente.

4. No estás durmiendo lo suficiente.

La cantidad de sueño que tienes afecta a tu peso corporal y preocupaciones generales de salud. Cuando te falte dormir, la tendencia será de buscar comida. Te hace estar más cansado y menos motivado a ponerte en forma. No importa cuánto te refrenes de comer, tu dieta no va a funcionar si no le permites a tu cuerpo obtener una cantidad suficiente de descanso. Si realmente tienes problemas para dormir, aquí hay algunos consejos que puedes intentas:

· Apaga todas las luces y duerme en completa oscuridad
· Ten una rutina antes de irte a dormir; esto puede ayudarle al cuerpo a relajarse, como meditar o leer.

· Evita hacer actividades físicas desafiantes algunas horas antes de irte a dormir.

· Evita tomar alcohol y cafeína varias horas antes de irte a dormir.

5. Estás dejando que el estrés te afecte la mayoría del tiempo.

No puedes evitar el estrés, especialmente a medida que envejeces. Puedes encontrar maneras para lidiar con el mismo para que la emoción no te afecte todo el tiempo. Cuando estés siempre estresado, tu cuerpo libera mucho cortisol, que es la hormona del estrés. Esto hace que anheles más comida chatarra y que te sientas hambriento la mayoría del tiempo, lo que obstaculizará tu objetivo de perder peso. Lidia con el estrés mediante el aprendizaje de maneras correctas de combatirlo a través de meditación, ejercicios de respiración, y deshacerse de lo que lo causa.

Otros Consejos Esenciales para Perder Peso con una Dieta Baja en Carbohidratos

Aquí hay otros consejos esenciales que debes recordar y seguir para obtener los mayores beneficios de este tipo de dieta.

1. Come cuando tengas hambre. Debes mantener tu metabolismo siempre en movimiento. Cuando sientas hambre significa que tu metabolismo ha comenzado a desacelerarse como una manera de conservar energía. Está esperando a que ingieras comida para poder aprovisionarse de combustible. Si ignoras el hambre, te sentirás cansado y a tu cuerpo se le puede llegar a dificultar perder peso eficientemente.

2. Ejercicio. La dieta comprende solo el 80 por ciento de la pérdida de peso. El porcentaje restante es atribuido al ejercicio. Asegúrate de que pasas tiempo de calidad flexionando tus músculos y moviéndote.

3. Este tipo de dieta requiere que cuentes la cantidad ingerida de carbohidratos y no las calorías. Tu objetivo es manejar los niveles de insulina en tu cuerpo haciendo un seguimiento de tu consumo de carbohidratos de un promedio de 20 gramos por día. Esto hará que tu metabolismo se acelere y queme grasa. Esta es la razón por la que deberías mantenerte alejado de comidas que son ricas en almidón y azúcar, porque tienen grandes cantidades de carbohidratos.

4. Lee las etiquetas de lo todo lo que vayas a comer y poner en tu cuerpo. Tienes que ser cuidadoso al hacer tus compras de comestibles. Lee todas las etiquetas y ten cuidado con el contenido de azúcar de los productos antes de comprarlos. La regla no solo aplica para comida, condimentos, y salsas. También debes practicar esto cuando compres medicamentos, y artículos de uso personal. Hay ciertos productos de belleza, como lociones, enjuagues faciales, exfoliantes, que contienen azúcar y miel. Ellos también

pueden interferir con tus objetivos de pérdida de peso.

5. Almacena comidas listas para comer en tu refrigerador. Asegúrate de que puedes coger algo que es adecuado para este tipo de dieta cuando tengas hambre. De esta manera, puedes manejar el antojo eficazmente para comer casi cualquier cosa. Llena tu heladera con huevos hervidos, brócoli que puedes cocinar fácilmente al microondas con manteca o queso, o vegetales con los que puedas hacer una ensalada rápida para satisfacer tu hambre.

6. Nunca debes omitir comidas. Come tres grandes comidas por día. Si no eres una persona que le guste desayunar y preferirías hacer ejercicio en la mañana en vez de comer, puedes compensar la comida con un batido de proteínas con bayas y semillas de chía.

Cuando tropiezas y pierdes tu seguimiento de la dieta, no utilices esto como una excusa para dejarla. Simplemente esfuérzate para volver a donde estabas, mantente motivado, y recuérdate tus objetivos de pérdida de peso.

Conclusión

¡Muchas gracias por descargar el libro nuevamente!

Espero que este libro haya podido ayudarte a entender lo básico de la dieta baja en carbohidratos y cómo te puedes beneficiar de ella. Es hora de escoger el tipo de dieta baja en carbohidratos a seguir, comprar los ingredientes correctos, y aprender a elaborar platos que encajen en todo el esquema. Es mejor comenzar lo antes posible para ver los resultados y comenzar a obtener beneficios de salud.

Parte 2

Introducción

Los antojos de carbohidratos son difíciles de manejar, especialmente cuando estas tratando de mantener una vida baja en carbohidratos. Sin embargo, los antojos de carbohidratos no solo se tratan de fuerza de voluntad. De hecho, hay un desencadenante físico para los antojos de carbohidratos, y es una de las razones por las que están fácil de desarrollar una forma de comer un alto contenido de carbohidratos y bajas en proteínas.

Hay muchas señales físicas de antojos de carbohidratos. Experimentaras un apetito irresistible de alimentos ricos en carbohidratos. Con el tiempo, desarrollaras una necesidad cada vez mayor de almidones, bocadillos, y dulces. Adicionalmente, puedes experimentar antojos y aumento de peso después de usar algunos similares a los carbohidratos tales como substitutos de azúcar y alcohol.

Alimentos altos en carbohidratos están por todos lados, lo que hace más difícil superar a los antojos. Comer alimentos con alto nivel de azúcar y de almidones refinados alimentara esos antojos y creara más y más algo similar a las drogas. De hecho, los altos niveles de carbohidratos producen altos niveles del químico cerebral serotonina, el cual es el químico que se encuentra en el prozac y otros antidepresivos. Así que comer altos niveles de carbohidratos es auto medicarse. Las personas con bajos niveles de serotonina son propensas a usar los carbohidratos como una droga.

Cazuela de Brócoli para Desayuno-Almuerzo

Ingredientes

1 libra de chorizo de cerdo
6 onzas de jamón, en cubos
10 onzas de brócoli congelado, cocido y escurrido
8 onzas de queso Monterrey Jack, rallado
8 onzas de queso cheddar, rallado
3/4 taza de queso parmesano, 3 onzas
8 onzas de queso crema, suave
1/2 taza de crema espesa
12 huevos
1/2 cucharadita de cebolla en polvo
1/2 cucharadita de sal condimentada
Pimenta, al gusto

Instrucciones

Dora la salchicha; escurre la grasa. Coloca la salchicha en un molde de hornear engrasado de 9 x 13".
Agrega el jamón, los quesos y el brócoli picado; mezcle ligeramente para combinar.

Bata el queso crema brevemente hasta que este cremoso; gradualmente agrega la crema batiendo.
Agrega batiendo los huevos y los condimentos; vierte sobre todo en el sartén. Hornea a 350º por 45-50 minutos o hasta que cuando se inserte un cuchillo en el centro sale limpio. Déjalo reposar por 10 minutos antes de servir.

Por porción: 508 Calorías; 41g Grasas; 31g Proteínas; 4g Carbohidratos; 1g Fibras Dietéticas; 3g Carbohidratos Netos

Desayuno Ingles

Ingredientes

2 huevos
3 rebanadas de tocino canadiense
2 salchichas doradas y servidas
1 tomate roma, cortados a la mitad a lo largo
2 onzas de hongos frescos, en cuartos
1 cucharada de mantequilla
Salt yPimienta, al gusto

Instrucciones

Calienta la mantequilla en una sartén grande. Saltea los hongos a fuego medio-alto hasta que estén suaves, condimenta al gusto con sal y pimienta. Retíralos del sartén y mantenlos calientes.
En la misma sartén, coloca los tomates, el tocino y las salchichas. Cocina hasta que esté completamente caliente y dorado.
Voltea para cocinar ambos lados del tomate y las carnes. Espolvorea los tomates con sal y pimienta.
Mientras tanto, fríe o has revueltos los

huevos en la mantequilla restante en una cacerola mediana. Coloca todo en un plato para cena y come.

Por porción: 592 Calorías; 48g Grasas; 33g Proteínas; 9g Carbohidratos; 2g Fibras Dietéticas; 7g Carbohidratos Netos

Frittata de Cheddar y Tocino

Ingredientes

6 huevos
1 taza de crema espesa
1/2 cucharadita de sal
1/4 cucharadita de pimienta
2 cebolletas picadas
5 rebanadas de tocino, fritas hasta que estén crujientes
4 onzas de queso cheddar

Instrucciones

Bate los huevos, la crema y los condimentos. Vierte en un molde para hornear pasteles engrasado. Agrega los ingredientes restantes y hornea a 350º por 30 – 35 minutos. Deja reposar un par de minutos antes de servir.

Por porción: 320 Calorías; 29g Grasas; 13g Proteínas; 2g Carbohidratos; Fibras Dietéticas; 2g Carbohidratos Netos

Muffinsde Queso y Salchicha

Ingredientes

1 libra de salchichas de cerdo, doradas y escurridas
12 huevos
8 onzas de queso cheddar
1/4 cucharadita de sal
Pizca de pimienta

Instrucciones

Bate los huevos y mezcla con el resto de los ingredientes. Coloca en moldes para 18 muffins bien engrasados.

Hornea a 350º por 30 minutos hasta que este dorado y listo. Enfría y retira de los moldes.

Por porción: 182 Calorías; 14g Grasas; 12g Proteínas; 1g Carbohidratos; Fibras Dietéticas; 1g Carbohidratos Netos

Horneado de Salchicha y Espinaca

Ingredientes

1 libra de chorizo de cerdo
10 onzas de espinacas congeladas, descongeladas y escurridas
1/3 taza de pimientos rojos asados o pimientos, en cubos (alrededor de 1 ½ tazas)
1/2 taza de crema espesa
4 huevos
1/4 cucharadita de sal
Pizca de pimienta
4 tomates roma, rebanadas delgadas (alrededor de 8 ½ onzas en total)
6 cucharadas de queso parmesano

Instrucciones

Dora la salchicha en una sartén grande; escurre la grasa si lo deseas. Coloca en un plato de hornear engrasado de 11x7" junto con las espinacas y los pimientos.

En un recipiente pequeño, bate la crema y los huevos. Agrega la sal y la pizca de pimienta. Vierte sobre la salchicha y los

vegetales; mezcla para cubrir todo con la mezcla del huevo.
Coloca los tomates rebanados en una sola capa sobre la parte superior; espolvorea el queso sobre los tomates.
Hornea a 350º por 35-40 minutos o hasta que esté listo en el centro y bien dorada la parte superior. Deja reposar por unos 10 minutos antes de servir.

Por porción: 413 Calorías; 33g Grasas; 24g Proteínas; 6g Carbohidratos; 2g Fibras Dietéticas; 4g Carbohidratos Netos

Quichede Tocino y Queso Suizo

Ingredientes

3-4 rebanadas de tocino picado
6 huevos
1 taza de crema espesa
1/2 cucharadita de sal
8 onzas de queso suizo, desmenuzado

Instrucciones

Fríe las piezas de tocino hasta que estén dorados y crujientes; escurre en toallas de papel. En un recipiente mediano, bate los huevos.

Agrega la crema y la sal; mezcla bien. Coloca el queso y el tocino uniformemente en la parte inferior de un molde de hornear engrasado de 9-10 pulgadas.

Vierte la mezcla del huevo sobre el queso. Hornea a 350º por 35 – 40 minutos, hasta que al insertar un cuchillo en el centro salga limpio.

Por porción: 378 Calorías; 32g Grasas; 19g Proteínas; 3g Carbohidratos; 0g Fibras

Dietéticas; 3g Carbohidratos Netos

Pie sin Corteza de Brócoli, Tocino y Queso

Ingredientes

1/2 libra de tocino, picado
1 cebolla pequeña. rebanada, 2 ½ onzas
6 huevos
16 onzas de brócoli congelado, picado, cocido y escurrido bien
3/4 taza de crema espesa
8 onzas de queso suizo, desmenuzado
1/2 cucharadita de sal
1/4 cucharadita de cayena

Instrucciones

Engrasa un plato para hornear hondo de 9 ½ -10". Fríe el tocino en una cacerola mediana hasta que este crujiente; coloca a un lado, reserva una cucharadita de la grasa en la cacerola.

Saltea la cebolla en ese aceite hasta dejarla tierna. Bate los huevos, la crema y los condimentos en un recipiente grande. Agrega los ingredientes restantes y mezcla bien.

Vierte en un molde para hornear. Hornea a

350º por 35 – 40 minutos hasta que al insertar el cuchillo en el medio salga limpio.
Deja reposar por 10 minutos antes de cortar.

Por cada 1/6 de receta: 561 Calorías; 45g Grasas; 31g Proteínas; 7g Carbohidratos; 2g Fibras Dietéticas; 5g Carbohidratos Netos

Cuadros de Quiche de Salchicha

Ingredientes

1 libra de salchichas de cerdo, doradas y escurridas
8 onzas de queso colby jack, desmenuzado
½ taza de cebollas, picada, 2.5 onzas o más pequeñas
4 onzas de chile verde en lata picados
1 cucharada de pimientos jalapeños, picados
10 huevos
1 cucharadita de chili en polvo
1 cucharadita de comino
1 cucharadita de sal
½ cucharadita de ajo en polvo
½ cucharadita de pimienta

Instrucciones

Unta la salchicha en un molde para hornear engrasado de 9x13". Haz una capa con la mitad del queso, luego la cebolla, los chiles y los jalapeños y el resto del queso.

Bate los huevos con los condimentos;

verte sobre todo los más uniformemente posible. Hornea por 375º por 22 minutos. Deja reposar por 10 minutos antes de cortar.

Por porción: 265 Calorías; 21g Grasas; 18g Proteínas; 2g Carbohidratos; trace Fibras Dietéticas; 2g Carbohidratos Netos

Pie de Cebolla y Tocino

Ingredientes

5 rebanadas de tocino picado
1 cebolla grande, rebanada finamente, 5 ½ onzas
8 onzas de queso Monterrey Jack, rallado
6 huevos
1 taza de crema espesa
½ cucharadita de sal
1 cucharadita de chile en polvo

Instrucciones

Saltea el tocino y la cebolla hasta que el tocino este cocido y la cebolla tierna y ligeramente caramelizada.
Coloca el queso en un molde para hornear engrasado; agrega el tocino y las cebollas.
Bate los huevos, la crema y los condimentos; vierte, sobre todo.
Hornea a 350º por 35-40 minutos hasta que cuando se inserte un cuchillo en el centro salga limpio. Deja reposar por 10 minutos antes de cortar.

Por cada 1/8 de receta: 295 Calorías; 25g Grasas; 14g Proteínas; 3g Carbohidratos; Fibras Dietéticas; 2.5g Carbohidratos Netos

Quichede Tomate Fresco y Albahaca

Ingredientes

Aceite oliva

1 taza de cebolla, rebanada, 5 onzas

1 dientes de ajo, picado

3 onzas de queso mozzarella, desmenuzado

4 onzas de tomate roma, rebanados finamente

¼ taza de albahaca fresca, rallada finamente

½ taza de crema espesa

½ taza de agua

¼ cucharadita de pimienta

½ cucharadita de sal

6 huevos

Instrucciones

Engrasa un plato para hornear de 9-10". Saltea las cebollas y el ajo en el aceite hasta que este levemente dorado. Unta en el fondo del molde para quiche. Agrega el queso.

Coloca las rebanadas de tomate sobre el

queso. Agrega la albahaca. Mezcla la crema, el agua, la sal, la pimienta y los huevos; bate bien. Vierte uniformemente sobre todo en el molde.
Hornea por 350º por 35 minutos hasta que el cuchillo insertado en el centro salga limpio. Deja reposar por 10 minutos antes de cortar.

Por porción: 221 Calorías; 18g Grasas; 10g Proteínas; 4g Carbohidratos; 1g Fibras Dietéticas; 3g Carbohidratos Netos

Huevos Revueltos con Chile Verde

Ingredientes

1 cucharada de mantequilla

3 huevos

Sal, al gusto

1 onzas de queso cheddar, desmenuzado

1 cucharada de salsa de chile verde

1 cucharada de crema agria

Instrucciones

Calienta la mantequilla en una cacerola antiadherente pequeña a fuego medio-alto. Tan pronto como se derrita la mantequilla, agrega los huevos a la cacerola. Espolvorea con la sal y luego agrega el queso.

Cocina los huevos, revolviendo constantemente hasta que estén listos a tu gusto. Retira los huevos, sirve un plato.

Sirve con la salsa y la crema agria.

Por porción: 465 Calorías; 39g Grasas; 26g Proteínas; 4g Carbohidratos; 0g Fibras Dietéticas; 4g Carbohidratos Netos

Huevos Revueltos con Queso Feta

Ingredientes

15g mantequilla
3 huevos
1 cucharadita de agua
75g queso feta, desmenuzado
Sal y pimienta al gusto

Instrucciones

Calienta la mantequilla en una cacerola a fuego medio-alto. Bate los huevos y el agua juntos, luego vierte sobre la cacerola. Agrega el queso feta y cocina, revolviendo constantemente para que estén revueltos suaves. Condimenta con sal y pimienta, de ser necesario.

Quiche Espinaca

Ingredientes

Cebolla pequeña, picada, 2 ½ onzas
1 cucharada de mantequilla
10 onzas de espinaca congelada, descongelada y escurrida bien
5 huevos, batidos
¼ cucharadita de sal
1/8cucharadita de pimienta
12 onzas de queso muenster, desmenuzado

Instrucciones

Saltea la cebolla en la mantequilla hasta dejarla tierna. Agrega la espinaca y cocina hasta que toda la humedad se haya evaporado.

Coloca el queso en el molde de hornear engrasado de 9-10". Agrega la mezcla de espinacas y mezcla gentilmente en el queso.

Bata la sal y la pimienta en los huevos; vierte uniformemente sobre el queso y combina todos los ingredientes.

Hornera a 350º por 30 minutos hasta que esté listo.

Por cada 1/8 de receta: 228 Calorías; 17g Grasas; 15g Proteínas; 3g Carbohidratos; 1g Fibras Dietéticas; 2g Carbohidratos Netos

Huevos Revueltos Suizos

Ingredientes

2 huevos
1 onza de queso suizo
Sal y pimienta al gusto

Instrucciones

Derrite una cucharada de mantequilla en una cacerola antiadherente. Agrega los huevos a la cacerola, revuelve suavemente.
Condimenta al gusto con sal y pimienta. Inmediatamente vierte 1 onza de queso suizo. Revuelve y cocina hasta que esté al gusto deseado.

Por porción: 357 Calorías; 29g Grasas; 21g Proteínas; 2g Carbohidratos; 0g Fibras Dietéticas; 2g Carbohidratos Netos

Huevos Revueltos con Pimientos Rojos Asados y Aguacate

Ingredientes

½ cucharadas de mantequilla
2 huevos
½ pimientos rojos asados, alrededor de 1 ½ onzas
½ pequeño aguacate, picado grueso, alrededor de 2 ¼ onzas
Sal al gusto

Instrucciones

En una cacerola pequeñaantiadherente, calienta la mantequilla a fuego medio. Agrega los huevos a la cacerola y rompe las yemas con una cuchara; espolvorea con un poco de sal.

Revuelva la mezcla y continúe agitando hasta que los huevos comiencen a estar listos. Agrega rápidamente los pimientos y el aguacate.

Cocina y revuelva hasta que los huevos estén a tu gusto. Ajusta la sazón de ser necesario.

Por porción: 317 Calorías; 26g Grasas; 14g Proteínas; 9g Carbohidratos; 5g Fibras Dietéticas; 4g Carbohidratos Netos

Tortilla de Huevos de Vegetales

Ingredientes

30g mantequilla, dividida
1 cebolla pequeña, picada
1 pimiento verde, picado
4 huevos
2 cucharadas de leche
¾ cucharadita de sal, divididas
1/8cucharadita de pimienta negra recién molida
60g queso gruyere rayado

Instrucciones

Derrite la ½ de la mantequilla en una cacerola para freír a fuego medio. Cocina la cebolla y la pimienta en mantequilla por 4-5 minutos, revolviendo ocasionalmente hasta que los vegetales estén tiernos.

Mientras que los vegetales se estén cociendo bate los huevos con la leche, ½ cucharadita de sal y pimienta.

Retira los vegetales del calor, pásalos a un recipiente limpio y espolvorea el resto del

¼ de cucharadita de sal sobre ellos.

Derrite el resto de la mantequilla (en una cacerola que acabas de ocupar para cocinar los vegetales) a fuego medio.

Engrasa la cacerola con la mantequilla. Cuando la mantequilla este burbujeando agrega la mezcla de huevos y cocina los huevos por 2 minutos o hasta que los huevos estén listos en el fondo de la cacerola. Gentilmente levanta losbordes de la tortilla de huevos, para dejar que la parte sin cocer de los huevos fluya hacia los bordes y se cocine. Continúa cociendo por 2 a 3 minutos o hasta que el centro de la tortillacomience a estar seca.

Espolvorea el queso sobre la tortilla y agrega con una cuchara la mezcla de los vegetales en el centro de la tortilla. Usando una espátula gentilmente dobla un lado de la tortilla sobre los vegetales.

Deja que la tortilla se cocine por otros dos minutos o hasta que el queso de derrita a la consistencia deseada. Desliza la tortilla fuera de la cacerola hacia el plato. Corta por la mitad y sirve.

Huevos Horneados Cremosos

Ingredientes

¼ taza de crema espesa
8 huevos
Salt and Pimenta, al gusto
4 onzas de queso Jarlsberg o suizo, 1 taza, rallado
Cebollinos, picados, opcional

Instrucciones

Vierta la crema en un molde de hornear de 9" que ha sido rociado con aceite de cocina en espray. Agrega los huevos a la crema, ten cuidado de no romper las yemas.
Condimenta con sal y pimienta luego espolvorea con el queso. Hornea a 450º por 10 minutos para yemas firmas por 9 minutos para yemas suaves. Retira del horno y espolvorea con los cebollinos si lo deseas.

Por porción: 306 Calorías; 23g Grasas; 21g Proteínas; 3g Carbohidratos; 0g Fibras

Dietéticas; 3g Carbohidratos Netos

Cazuela de Chile Relleno

Ingredientes

2 7-chiles verdes enlatados enteros, escurridos bien
8 onzas de queso pepper-jack, desmenuzado
3 huevos
3/4 taza de crema espesa
1/2 cucharadita de sal
4 onzas de queso cheddar, rallado

Instrucciones

Engrasa en un molde de hornear de 8x8". Corta cada chile a lo largo y ábrelos a dejarlos planos. Coloca la mitad de los chiles en el fondo del molde de hornear, con la piel hacia abajo, en una capa única.
Agrega el queso Pepper-jack. Coloca los chiles restantes sobre el queso, con el lado de la piel hacia arriba. Bate los huevos, la crema y la sal bien. Vierte uniformemente sobre los chiles.
Agrega el queso cheddar. Hornea a 350º por 35 minutos, hasta que este dorado.

Déjalo reposar por 10 minutos antes de cortarlo.

Por cada 1/6 de receta: 364 Calorías; 31g Grasas; 18g Proteínas; 3g Carbohidratos; 0g Fibras Dietéticas; 3g Carbohidratos Netos

Huevos al Queso Crema

Ingredientes

2 huevos, batidos

1 cucharada de mantequilla

2 cucharadas de queso crema suave con cebollinos

Instrucciones

Derrite la mantequilla en una cacerola pequeña. Agrega los huevos y el queso crema. Revuelva y cocine a la cocción deseada.

Por porción: 341 Calorías; 31g Grasas; 15g Proteínas; 3g Carbohidratos; 0g Fibras Dietéticas; 3g Carbohidratos Netos

www.ingramcontent.com/pod-product-compliance
Lightning Source LLC
Chambersburg PA
CBHW071245020426
42333CB00015B/1644

* 9 7 8 1 9 8 9 8 0 8 1 5 3 *